Muhammad Al-Tohamy Soliman
Nayera Hassan
Sahar El-Masry

Aterosclerose em Egípcios Antigos: Das autópsias à tomografia computorizada

Muhammad Al-Tohamy Soliman
Nayera Hassan
Sahar El-Masry

Aterosclerose em Egípcios Antigos: Das autópsias à tomografia computorizada

ScienciaScripts

Imprint
Any brand names and product names mentioned in this book are subject to trademark, brand or patent protection and are trademarks or registered trademarks of their respective holders. The use of brand names, product names, common names, trade names, product descriptions etc. even without a particular marking in this work is in no way to be construed to mean that such names may be regarded as unrestricted in respect of trademark and brand protection legislation and could thus be used by anyone.

Cover image: www.ingimage.com

This book is a translation from the original published under ISBN 978-3-659-82862-1.

Publisher:
Sciencia Scripts
is a trademark of
Dodo Books Indian Ocean Ltd. and OmniScriptum S.R.L publishing group

120 High Road, East Finchley, London, N2 9ED, United Kingdom
Str. Armeneasca 28/1, office 1, Chisinau MD-2012, Republic of Moldova, Europe
Printed at: see last page
ISBN: 978-620-8-20257-6

Introdução

A aterosclerose é um dos temas actuais da investigação patológica e é definida como o estreitamento das artérias, por exemplo, a aorta, a artéria carótida, as artérias ilíacas e as artérias coronárias. É uma doença multifatorial causada principalmente pela deposição de colesterol de lipoproteínas de baixa densidade (LDL-C) em macrófagos nas paredes arteriais, formando a chamada placa. Embora a aterosclerose comece cedo na vida, leva décadas para desenvolver as placas maduras que são responsáveis pelas complicações clínicas, oclusões trombóticas e tromboembólicas e aneurismas **(Pasterkamp & Falk, 2000; Toth, 2008; Shuchi et al, 2013 Wann et al, 2014).** Além disso, a aterosclerose é a causa da maioria das doenças cardiovasculares, ou seja, ataques cardíacos, acidentes vasculares cerebrais, enfartes do miocárdio, morbilidade e mortalidade **(Myron et al., 2007; Garcia-Garcia et al., 2010; Orhan et al., 2015).** Atualmente, as doenças cardiovasculares são a causa de morte mais comum em todo o mundo. Em 2005, cerca de 80% das mortes por DCV ocorreram em países em desenvolvimento, representando cerca de 50% de todas as mortes nas sociedades ocidentais. Em 2030, esta continuará a ser a principal causa de morte no mundo, ou seja, o aumento das mortes por (DCV) nos países em desenvolvimento será quase o dobro do registado nos países industrializados **(Aldons, 2000; Vitola et al., 2009; Garcia-Garcia et al., 2010; Lo & Plutzky, 2012).**

Estudos epidemiológicos revelaram vários factores de risco importantes, incluindo: Idade, género, etnia, história familiar, níveis lipídicos, obesidade, diabetes mellitus, doenças inflamatórias, infeções, tabagismo, atividade física, hipertensão arterial, hereditariedade (genética) e fatores de risco ambientais **(Aldons, 2000; Yusuf et al, 2004; Mayerl et al, 2006; Ralph et. al, 2008; Moran et al, Sandle, 2013; 2014; Thompson et al, 2014; Charlotte, 2015; Nahrendorf & Swirski, 2015)**.

Os desenvolvimentos e avanços nas técnicas de imagiologia melhoraram o diagnóstico e a investigação da aterosclerose. Várias técnicas de imagiologia invasivas e não invasivas que estão atualmente disponíveis permitem a avaliação da aterosclerose desde as fases iniciais até às fases tardias da doença **(Davis et al., 2000; Peters et al., 2012).** As técnicas de imagem invasivas incluem: angiografia coronária invasiva, ultrassom intravascular (IVUS), ultrassom intravascular histológico virtual (VH IVUS), tomografia de coerência ótica (OCT) e angioscopia intracoronária. Por outro lado, os procedimentos de imagem não invasivos

Estas incluem: Tomografia Computorizada por Feixe de Electrões (EBCT), Angiografia por Tomografia Computorizada Multislice (MSCT), Ressonância Magnética (MRI) e imagiologia molecular utilizando técnicas nucleares (por exemplo, Tomografia por Emissão de Fotão Único "SPECT" e Tomografia por Emissão de Positrões "PET" **(Van Velzen et al. 2009).** No entanto, o diagnóstico não invasivo pode ter um grande significado clínico para a sobrevivência deste grupo de doentes **(Alie et al., 2015).**

A paleopatologia é definida como o estudo de doenças em populações antigas. O estudo da paleopatologia melhora a nossa compreensão da evolução das doenças, ajuda a reconstruir o impacto das doenças nas populações humanas do passado e a compreender a natureza das doenças na sociedade contemporânea. Do mesmo modo, o estudo dos factores de risco genéticos e ambientais da aterosclerose em populações antigas pode fornecer informações sobre esta doença moderna comum **(Sandle, 2013; Thompson et al., 2014).**

Muitas pessoas ficam surpreendidas ao saber que os povos antigos sofriam de aterosclerose, uma vez que esta doença é frequentemente vista como uma doença da modernidade, que afecta principalmente os membros das sociedades ocidentais abastadas, em particular os homens. Embora existam descrições de insuficiência cardíaca no antigo Egito, Grécia e Índia, pode ter havido pouca compreensão da natureza da doença até à descrição da circulação feita por William Harvey em 1628 **(Davis et al., 2000).** É surpreendente encontrar placas ateromatosas e estruturas calcificadas associadas à aterosclerose em múmias e noutros restos arqueológicos humanos.

Pouco tempo depois da introdução da tomografia computorizada de raios X (TC), os investigadores acharam interessante efetuar estes estudos em múmias, a fim de obter informações não invasivas sobre a cultura, a antropologia, a saúde e a doença dos povos antigos **(Myron et al., 2007)**. Além disso, **estudos de autópsias realizados há mais de 100 anos** mostraram que a aterosclerose estava efetivamente presente no mundo antigo **(Binder & Roberts, 2014; Randall et al., 2014)**. Mais recentemente, as placas calcificadas (bioquimicamente semelhantes ao osso) de aterosclerose foram reconhecidas há muito tempo em restos de esqueletos humanos **(Niels et al., 2015)**.

Definição de aterosclerose

A aterosclerose é um termo grego; athero significa muco ou papa (depósito nas paredes das artérias) e sclerosis significa endurecimento **(Pasterkamp & Falk, 2000; Aslam et al., 2014)**. A aterosclerose é uma forma específica de arteriosclerose, mas os dois termos são por vezes utilizados indistintamente. Além disso, a aterosclerose é definida como uma doença crónica progressiva dos vasos sanguíneos (artérias de grande e médio calibre) devido à acumulação e deposição de lípidos, lipoproteínas de baixa densidade (LDL), colesterol, detritos celulares, cálcio e outras substâncias que se acumulam e endurecem no endotélio de uma artéria **(Ross, 1990; Aldons, 2000; Alie et al., 2015)**.

Formação de placas ateroscleróticas

A aterosclerose pode começar com danos na camada íntima de uma artéria. O processo de formação da placa aterosclerótica (Fig. 1 & 2) compreende 3 passos básicos. A primeira etapa envolve vários mediadores, por exemplo, citocinas, componentes do complemento e quimioatraentes (CCL2 e LTB4). Esta etapa começa com a adesão dos monócitos ao endotélio, seguida da sua migração para a íntima, onde se diferenciam em macrófagos. Os macrófagos acumulam então lipoproteínas oxidadas de baixa densidade (Ox-LDL) e formam células espumosas. Numa segunda fase, os macrófagos libertam factores quimiotácticos, que atraem mais monócitos, bem como LTC4, que aumenta a permeabilidade vascular. A lesão prossegue depois com a migração de células musculares lisas

(SMC) da média para a íntima, a proliferação de SMC derivadas da íntima e da média e o aumento da síntese de colagénio extracelular, elastina e proteoglicanos.

Os principais componentes das placas aterotrombóticas (núcleo lipídico e capa fibrosa) incluem: Colagénio, proteoglicanos, fibronectina, fibras elásticas, colesterol cristalino, ésteres de colesterol e fosfolípidos, macrófagos, linfócitos T, SMCs, sistema complemento, material trombótico com plaquetas e fibrina. Estas placas são depositadas no local da lesão, endurecendo e estreitando as artérias, ou seja, à medida que o tamanho das placas aumenta, elas estreitam o lúmen da artéria, levando a um estreitamento. Estes componentes estão presentes em diferentes proporções nas várias placas, o que leva a uma heterogeneidade das lesões. No passo final, os macrófagos activados e as células espumosas segregam metaloproteinases e fator tecidular, que degradam a placa fibrosa e conduzem à rutura da placa e à trombose **(Libby & Theroux, 2005; Garcia-Garcia et al, 2010; Corti & Fuster, 2011; Israel & Rebecca, 2011; Voros et al, 2011; Maji et al, 2014; Qin et al, 2014; Hovland et al, 2015; Orhan et al, 2015).**

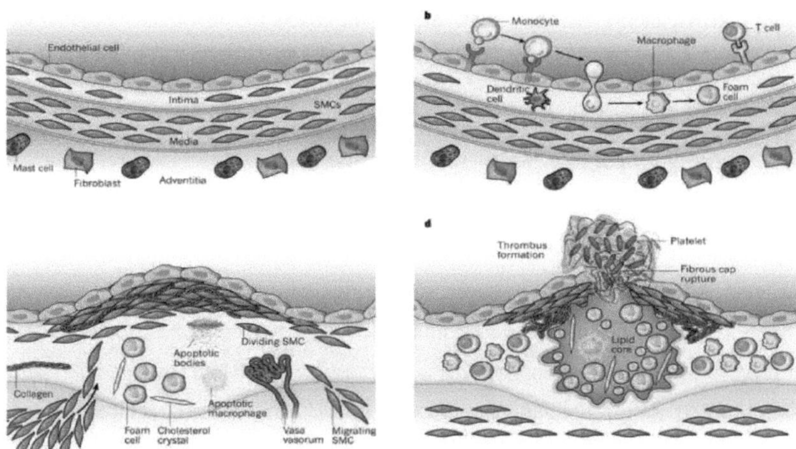

Figura 1: Um diagrama que mostra as fases de desenvolvimento da lesão aterosclerótica. (A):

Artéria normal. (B): Primeiros passos da aterosclerose. (C): Progressão da lesão. (D): Trombose.
(Libby et al., 2011).

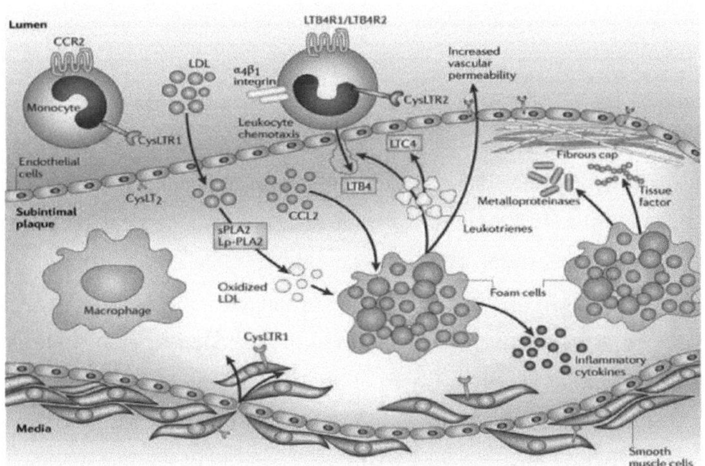

Figura 2: Um diagrama mostrando os principais mecanismos inflamatórios envolvidos na formação de placas ateroscleróticas **(Charo & Taub, 2011).**

Sintomas da aterosclerose

Embora a aterosclerose se desenvolva gradualmente, a aterosclerose ligeira geralmente não apresenta sintomas. Os primeiros sinais de aterosclerose incluem normalmente um ataque cardíaco, um trombo que bloqueia completamente o fluxo sanguíneo, um acidente vascular cerebral ou insuficiência cardíaca. Os sintomas mais comuns da aterosclerose são Dor no peito (angina de peito), batimento cardíaco acelerado, fraqueza muscular e fadiga (dor nas pernas, braços, ombros, costas, pescoço, maxilar e abdómen), falta de ar, confusão, náuseas, vómitos, etc. **(Alie et al., 2015; Hansson et al., 2015).**

Factores de risco para a aterosclerose

A aterosclerose é uma doença multifatorial e foram identificados vários factores de risco. Estes factores de risco incluem: a) **idade** (uma idade mais avançada significa um risco mais elevado), b) **sexo** (os homens têm um risco mais elevado do que as mulheres), c) **etnia** (muitas etnias do sul da Ásia e hispânicos têm um risco mais elevado do que os negros e os brancos, e foi encontrada uma associação significativa entre a etnia e o colesterol de lipoproteína de baixa densidade "LDL-C", ou seja, a aterosclerose está associada à aterosclerose.d) **factores genéticos** (os indivíduos homozigóticos com hipercolesterolemia familiar têm um risco mais elevado e foram também identificados genes relacionados com a DCV). Outros factores de risco incluem: Hipertensão arterial, colesterol LDL, colesterol HDL, triglicerídeos, tabagismo, história familiar, obesidade, diabetes mellitus, doenças inflamatórias crónicas (ex. artrite reumatoide) e stress psicossocial **(Sacco et al., 1997; Alencar et al, 2000; McGill et al, 2000; Yusuf et al, 2004; Gaeta et al, 2013; Wann et al, 2014; Charlotte, 2015; Matthias & Filip, 2015; Paolo, 2015; Nahrendorf & Swirski, 2015; Orhan et al, 2015).** Embora a dieta, os níveis de colesterol e os factores ambientais controláveis sejam factores de risco importantes, não explicam mais de 70 % do peso da aterosclerose **(Thompson et al., 2014).** Além disso, há evidências de um aumento da incidência de aterosclerose na SIDA **(Lo & Plutzky, 2012).**

Complicações da aterosclerose

A aterosclerose, a principal causa de morbilidade e mortalidade no mundo, tem várias complicações (dependendo das artérias que estão bloqueadas). Estas complicações incluem: Angina de peito, enfarte do miocárdio, ataque cardíaco, gangrena, aneurismas (abaulamento ou dilatação anormal de uma artéria devido à fraqueza), insuficiência renal e morte **(Garcia-Garcia et al, 2010; Scolari & Ravani, 2010; Lo & Plutzky, 2012; Shuchi et al, 2013; Orhan et al, 2015).**

Diagnóstico da aterosclerose

A descoberta dos raios X por Röntgen (1895), o desenvolvimento da eletrocardiografia por Einthoven (1903) e a introdução do cateterismo cardíaco, dos exames de ultrassom, da tomografia computadorizada, da ressonância magnética e da medicina nuclear melhoraram o diagnóstico das doenças cardiovasculares **(Davis et al., 2000).** A avaliação precoce, exacta e definitiva da aterosclerose é importante para compreender a progressão e a estabilização da doença e para selecionar intervenções médicas ou cirúrgicas adequadas. Embora estejam atualmente disponíveis várias novas técnicas avançadas de imagiologia invasiva e não invasiva para a deteção, avaliação e apreciação de lesões vasculares, a escolha da técnica de imagiologia adequada depende da eficácia diagnóstica do procedimento utilizado, dos factores de risco do doente, da história de problemas cardíacos, dos sintomas actuais e do tipo de questões colocadas. **(Shankar & Valentin, 1997; Rodondi et al., 2012).** Além disso, um método de imagem clínica ideal para a aterosclerose deve ser seguro, barato, não invasivo ou minimamente invasivo, preciso e reprodutível **(Corti & Fuster, 2011).**

As técnicas de imagiologia para detetar a progressão da aterosclerose que se caracterizam por um elevado grau de precisão e reprodutibilidade incluem: TC coronária, US carotídea e RM vascular **(Taylor, 2002).** No futuro, a integração de múltiplas tecnologias de imagem num único cateter poderá permitir uma avaliação mais abrangente da DAC **(Garcia-Garcia et al., 2010).** Em geral, o diagnóstico da aterosclerose envolve a realização dos testes mais simples primeiro e depois dos testes mais complicados, ou seja, os testes mais simples devem ser realizados antes da realização de procedimentos avançados de imagem invasivos e não invasivos. **Estes testes podem incluir os seguintes:**

a) Análise ao sangue para verificar os níveis de colesterol, açúcar e proteínas.

b) Eletrocardiograma (ECG), um teste simples para medir e registar a atividade eléctrica do coração para detetar sinais de um ataque cardíaco anterior e para diagnosticar doenças cardíacas congénitas em bebés e ataques cardíacos e miocardite em adultos.

c)

d) Ecocardiografia, um exame não invasivo efectuado por ultra-sons. Pode detetar lesões no músculo cardíaco, fornecer informações sobre o tamanho e a forma do coração e sobre o funcionamento das câmaras e das válvulas cardíacas. Pode identificar áreas de má irrigação sanguínea ou lesões anteriores. No entanto, as artérias coronárias não podem ser visualizadas.

e) Teste de esforço (teste de tolerância ao exercício) para monitorizar a frequência cardíaca e a pressão arterial durante o exercício numa passadeira ou numa bicicleta estacionária **(Vitola et al., 2009).**

É feita uma distinção entre procedimentos de imagiologia invasivos e não invasivos para a aterosclerose.

Imagiologia invasiva de placas ateroscleróticas

1. Angiografia coronária

A angiografia coronária, o padrão de ouro para o diagnóstico da doença coronária, foi o primeiro procedimento disponível para avaliar as artérias coronárias. O primeiro cateterismo cardíaco foi efectuado em 1844, enquanto a angiografia coronária foi introduzida em 1958. Trata-se de um procedimento invasivo. O doente é injetado com um agente de contraste contendo iodo através de um cateter que é introduzido numa artéria (normalmente na perna ou no braço) e colocado no óstio das artérias coronárias. O agente de contraste é visualizado por fluoroscopia de raios X (Fig. 3). O angiograma resultante fornece uma medida simples do estreitamento com excelente resolução, bem como um mapa do sistema arterial coronário. Também mostra áreas bloqueadas, lesões de placa, trombose luminal e calcificações. Por conseguinte, esta técnica é amplamente utilizada para orientar outras estratégias de tratamento, como a angioplastia coronária ou a cirurgia de bypass **(Schoenhagen & Nissen, 2002; Myron & Susan, 2007; Ibañez et al, 2009; Van Velzen et al, 2009; Karl & Darren, 2011; Thomas et al, 2013).**

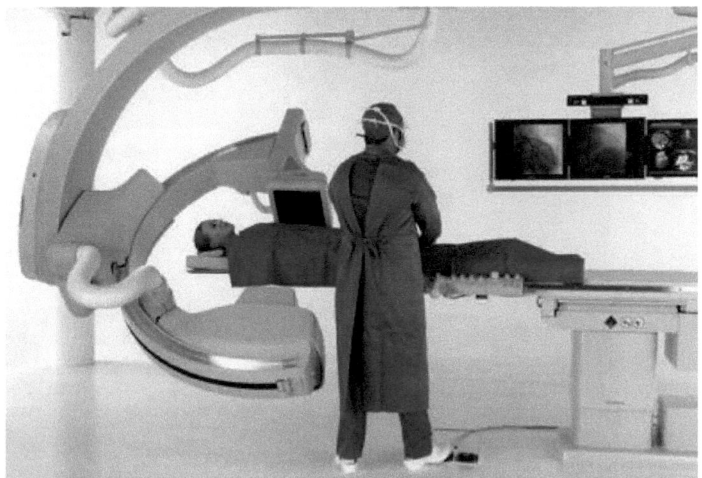

Fig. 3. Laboratório de cateterismo. http://medical.toshiba.com/insight/category/medical-equipment/page/2/

2. *Ultrassom intravascular (IVUS)*

A ecografia intravascular (IVUS) é a primeira ferramenta de imagiologia clínica que permite a visualização tomográfica de rotina das artérias coronárias. É o padrão de ouro para avaliar a progressão ou regressão da placa da artéria coronária. O IVUS utiliza um cristal emissor de ultra-sons e é realizado durante um cateterismo cardíaco com sondas de US ligadas à ponta de um cateter coronário. Produz uma série de imagens tomográficas (transversais) da parede do vaso em escala de cinzentos e de alta resolução em tempo real (Fig. 4). Reconhece também diferenças qualitativas na composição da placa **(Schoenhagen & Nissen, 2002).** Como o IVUS é um procedimento de imagem muito invasivo (tal como a angiografia e a angioscopia), não é adequado para doentes com angina de peito estável **(Van Velzen et al., 2009; Garcia-Garcia et al., 2010; Quillard & Libby, 2012)** e está limitado a doentes de alto risco **(Sandfort et al., 2015).**

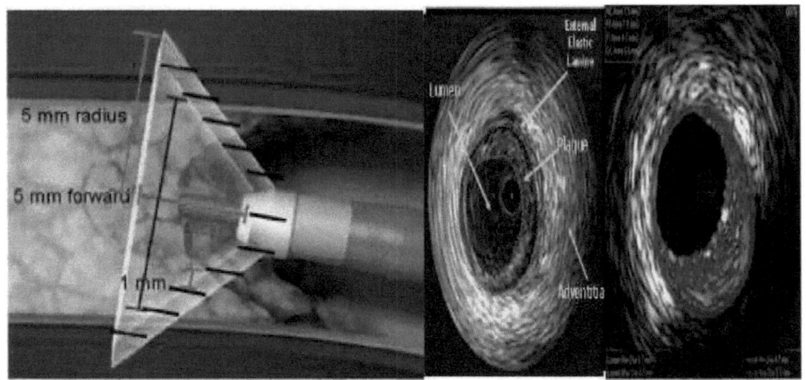

Figura 4: Cateter IVUS e as imagens geradas (Garcia-Garcia et al., 2010).

3. ***Histologia virtual ultrassom intravascular***

A modalidade de imagem do ultrassom intravascular histológico virtual (VH-IVUS) baseia-se na análise de alta frequência dos sinais de retroespalhamento do IVUS. Pode potencialmente diferenciar a composição da placa com maior precisão do que o IVUS convencional em escala de cinzentos e fornece uma medida quantitativa da área da secção transversal do vaso, bem como uma medida quantitativa do comprimento da lesão e da caraterização do tecido. A caraterização do tecido identifica automaticamente os núcleos fibrosos (verde escuro), fibrosos-gordos (verde claro), calcificações densas (branco) e núcleos necróticos (vermelho) (Fig. 5) **(Van Velzen et al., 2009).**

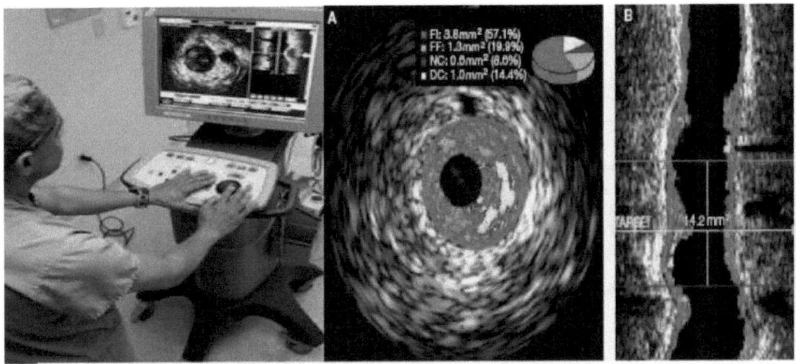

Figura 5. Dispositivo VH-IVUS em tempo real e imagens histológicas virtuais derivadas em (**A**) vista tomográfica e (**B**) vista longitudinal. http://www.medscape.org/viewarticle/570565_3

4. Tomografia de coerência ótica (OCT)

A tomografia de coerência ótica (OCT) é uma nova tecnologia baseada em cateteres que utiliza luz coerente de infravermelhos próximos para a visualização intravascular da parede da artéria coronária. Fornece imagens de alta resolução (10 vezes superior à IVUS). Além disso, a OCT é superior à IVUS na deteção de caraterísticas importantes dos componentes vulneráveis da placa, incluindo a espessura da capa fibrosa, o trombo e a densidade de macrófagos **(Ibañez et al., 2009; Van Velzen et al., 2009).** A utilização combinada de (OCT) e (IVUS); OCT-IVUS foi proposta como uma ferramenta potencial para a avaliação exacta das caraterísticas da placa **(Li et al., 2014).**

5. Angioscopia intracoronária

A angioscopia intracoronária é um procedimento de imagiologia em que um cateter de fibra ótica flexível é inserido diretamente numa artéria para visualizar diretamente a superfície da placa, a presença de trombos e a cor da superfície do lúmen. Fornece uma perspetiva 3D a cores da morfologia da superfície intracoronária. Uma artéria normal aparece como um branco brilhante, enquanto uma placa pode ser classificada pela sua cor angioscópica, por exemplo, amarela ou branca. Além disso, um trombo pode ser identificado como branco (rico em plaquetas) ou vermelho (plaquetas e eritrócitos) **(Van Velzen et al., 2009).**

Imagiologia não invasiva das placas ateroscleróticas

1. Ultrassonografia

A ecografia em modo ß é um procedimento não invasivo, fiável, relativamente barato e repetível que não requer radiação nem preparação do doente. É frequentemente utilizada para avaliar a espessura da íntima-média da carótida (CIMT) e as placas carotídeas. Além disso, a ecografia duplex (ecografia em modo B em tempo real com imagens Doppler do fluxo sanguíneo) é uma das melhores modalidades de visualização das artérias carótidas. É útil para determinar o grau de estenose, a morfologia da placa, analisar quantitativamente a massa e a área da placa e avaliar as alterações da espessura da parede. Além disso, pode ser utilizada para avaliar a eficácia de fármacos contra a aterosclerose **(Blankenhorn et al., 1983; Ibañez et al., 2009; Shuchi et al., 2013).**

2. Pontuação de cálcio ou pontuação de cálcio nas artérias coronárias (CACS)

As calcificações das artérias coronárias (CAC) ocorrem logo na segunda década de vida, mas são encontradas com mais frequência em pessoas idosas e diabéticas. É um marcador da extensão e gravidade da aterosclerose, que pode ser quantificado através da TC cardíaca. A relação entre o CAC e o risco de eventos cardiovasculares já foi estabelecida no início da década de 1980. A introdução da TC por feixe de electrões (EBCT) permitiu a avaliação não invasiva do CAC. Mais recentemente, o CAC tem sido investigado utilizando a TC multislice (MSCT) **(Van Velzen et al., 2009; Peters et al., 2012; Shuchi et al., 2013).**

3. Angiografia por tomografia computorizada multislice (MSCTA)

A angiografia por tomografia computorizada multi-slice (MSCTA) é uma técnica de imagiologia nova, simples, rápida, de baixo risco (radiação relativamente baixa), não invasiva, eficaz e fiável. Fornece imagens de alta resolução e de excelente qualidade. Permite a deteção, caraterização e quantificação da aterosclerose coronária e das estenoses coronárias. Com a sua elevada precisão diagnóstica, a TCMS é considerada o padrão de ouro da imagiologia **(Ibañez et al., 2009; Van Velzen et al., 2009; Zweifel et al., 2009; Voros et al., 2011; Pál et al., 2014).** A angio-TC coronária é geralmente realizada em sistemas de TC multidetectores (TCMD) após a injeção de agentes de contraste iodados. O rápido desenvolvimento da

A TCMD (desde scanners de 4 cortes até scanners de 64 cortes e mesmo de 320 cortes) ultrapassou muitas das limitações da TC convencional. **(Shuchi et al., 2013; Qin et al., 2014).** A micro-CT é uma técnica de imagiologia não invasiva que pode ser utilizada para o diagnóstico diferencial da aterosclerose, o diagnóstico retrospetivo em populações anteriores e a avaliação detalhada da patogénese da ateromatose **(Charlier et al., 2014).**

4. *Imagem por ressonância magnética (MRI)*

A RMN é uma ferramenta de imagiologia não invasiva (sem radiação ionizante) que fornece imagens em 3D das principais artérias do coração. Combina alta sensibilidade, alta resolução e capacidades de imagiologia funcional **(Quillard & Libby, 2012).** Foi a primeira técnica de imagem não invasiva e a mais promissora, permitindo a diferenciação de núcleos lipídicos, capas fibrosas, calcificações, meios normais, adventícia, hemorragia intraplaca e trombose aguda **(Hansen et al., 2007; Corti & Fuster, 2011; Marcus et al., 2013).** Pode também visualizar o sangue e a parede dos vasos coronários com e sem contraste e detetar a presença de trombos associados às placas. A RM pode diferenciar o tecido aterosclerótico sem exposição à radiação com base em caraterísticas como a composição química, o teor de água, o movimento molecular ou a difusão **(Ibañez et al., 2009; Van Velzen et al., 2009).** É útil para investigar a progressão da aterosclerose.

5. *Imagiologia molecular com técnicas nucleares*

Foram desenvolvidos vários marcadores marcados com radionuclídeos para a imagiologia de placas, que servem como marcadores de inflamação, angiogénese, apoptose e metabolismo lipídico **(Van Velzen et al., 2009).** A imagiologia molecular é uma ferramenta nova, não invasiva e muito dispendiosa que se baseia em várias tecnologias de imagiologia para identificar placas ateroscleróticas. A imagiologia molecular dos macrófagos permite o diagnóstico não invasivo e a investigação da progressão da aterosclerose. As nanossondas de ouro PEGylated desenvolvidas são promissoras para a imagiologia por TC de macrófagos em lesões ateroscleróticas **(Qin et al., 2014).** As técnicas de imagiologia nuclear, como a tomografia por emissão de positrões (PET) e a tomografia por emissão de fotões únicos (SPECT), dependem da radioatividade, mas não conseguem visualizar as artérias coronárias. A SPECT pode identificar os doentes em risco e melhorar a sua deteção **(Vitola et al., 2009; Quillard & Libby, 2012)**, enquanto a PET pode quantificar vários processos patológicos

que ocorrem no sistema arterial. A 18F-Fluorodeoxiglucose "18F-FDG" (o marcador PET mais utilizado na PET/CT) é inestimável para compreender a fisiopatologia da aterosclerose**.** O sinal do 18F-FDG reflecte em grande parte a captação do marcador pelos macrófagos da placa. A combinação de (***PET/CT***) tem-se mostrado promissora para a avaliação de placas ateroscleróticas nas artérias carótidas, aórticas e coronárias **(Jason et al. 2014; Alie et al., 2015).**

Imagem de perfusão miocárdica (MPI) ou prova de esforço com tálio.

Os péptidos marcados com tecnécio 99m (por exemplo, 99mTc-LDL) e os fragmentos de anticorpos monoclonais, que desaparecem rapidamente da circulação, ligam-se especificamente a diferentes componentes da lesão aterosclerótica. A captação de 99mTc-LDL foi observada em lesões moles ricas em macrófagos, enquanto as placas fibrosas maduras não acumulam LDL radiomarcado **(Lees et al., 1988).** "*A MPI* é um exame de imagem com radionuclídeos, não invasivo e fiável, que é normalmente utilizado em conjunto com uma prova de esforço para diagnosticar a doença coronária. Mostra a eficiência da ação de bombeamento do coração e áreas do músculo cardíaco com fornecimento inadequado de sangue, mas não as artérias cardíacas propriamente ditas. **O MPI** é útil nos seguintes casos Angina de peito (para determinar a necessidade de angiografia), quando a tomografia computadorizada mostrou calcificações nas artérias, infarto do miocárdio prévio. Durante a CPM, os doentes são expostos a radiações ionizantes **(Maddahi et al., 2009; Einstein et al., 2015)**. Existem 2 técnicas para a ***MPI***: a tomografia por emissão de fotão único **(SPECT)** e a tomografia por emissão de positrões **(PET)**.

Tratamento da aterosclerose

Dependendo da gravidade da doença e da condição do indivíduo, o tratamento pode incluir mudanças no estilo de vida, medicação e/ou cirurgia **(Orhan et al., 2015)**.

a. Alterações do estilo de vida

O melhor tratamento para a aterosclerose, que pode ajudar a prevenir ou retardar a progressão da aterosclerose, é uma dieta saudável, exercício físico e deixar de fumar. Uma dieta saudável para o coração (fruta, legumes, baixo teor de gordura saturada e colesterol) ajuda a reduzir os níveis de gordura, colesterol e açúcar no sangue. A correlação inversa entre o consumo de frutas e legumes e o risco de arteriosclerose é atribuída aos flavonóides contidos nas frutas e legumes. Naringenina, um flavonoide com efeito anti-aterosclerótico

A atividade física é uma das mais importantes, pois reduz o LDL e os triglicéridos, inibe a absorção de glicose, aumenta o HDL, suprime a oxidação das proteínas e a inflamação dos macrófagos e regula negativamente os genes relacionados com a aterosclerose **(Orhan et al., 2015)**. O exercício regular e as técnicas de relaxamento (por exemplo, ioga ou respiração profunda) durante mais de 30-60 minutos/dia melhoram a saúde cardiovascular e reduzem o risco de desenvolver aterosclerose. Deixar de fumar trava a progressão da aterosclerose e reduz o risco de complicações **(Michaels & Chatterjee, 2002; Myron & Susan, 2007; Orhan et al., 2015)**.

b. Medicamentos

Os medicamentos que podem ajudar a prevenir o agravamento da aterosclerose incluem: a) Medicamentos para baixar o colesterol LDL, por exemplo, estatinas, b) Medicamentos antiplaquetários e anticoagulantes, por exemplo, clopidogril e aspirina, c) Bloqueadores dos canais de cálcio e diuréticos que baixam **a tensão arterial**, d) Bloqueadores ß que baixam a frequência cardíaca e a tensão arterial, aliviam os sintomas de angina de peito e reduzem o risco de ataques cardíacos e de determinadas arritmias cardíacas, e) Angio ß-bloqueadores, que diminuem o ritmo cardíaco e a pressão arterial, aliviam os sintomas da angina de peito e reduzem o risco de ataques cardíacos e de determinadas arritmias cardíacas, e) inibidores da enzima de conversão da angiotensina (ECA), que diminuem a pressão arterial e reduzem o risco de ataques cardíacos recorrentes. A aspirina é um anticoagulante que reduz a incidência de ataques cardíacos, mas, em caso de sobredosagem, aumenta a incidência de hemorragias, **provocando** acidentes vasculares cerebrais, hemorragias gastrointestinais e morte súbita cardíaca **(Ashby, 2002: p. 435).** Além disso, os avanços da genética moderna e da genómica podem a) melhorar significativamente a produção de medicamentos personalizados, ou seja, a incorporação de vários medicamentos num único comprimido seguro e eficaz **("polipílula")**, e b) apoiar o desenvolvimento de tratamentos preventivos/curativos, por exemplo, vacinas, modificações genéticas e células estaminais modificadas **(Michaels & Chatterjee, 2002; Myron & Susan, 2007; Orhan et al., 2015).**

c. Cirurgia: As operações possíveis para o tratamento da aterosclerose incluem

Angioplastia e implantação de stent

Nesta técnica, é inserido um cateter na parte bloqueada ou estreitada da artéria e, em seguida, um segundo cateter com um balão desinsuflado é inserido através do cateter na área estreitada. O balão é então insuflado e, por fim, um tubo de rede (stent) é normalmente deixado na artéria para a manter aberta. No entanto, a angioplastia não tem sido preferida em relação à cirurgia de revascularização do miocárdio (CABG), uma vez que pelo menos 30% das lesões tratadas com angioplastia não são tratadas com um stent.

recorreram em menos de um ano, enquanto a eficácia da CABG excede os 90-95% durante pelo menos cinco a dez anos **(Michaels & Chatterjee, 2002; Myron & Susan, 2007).**

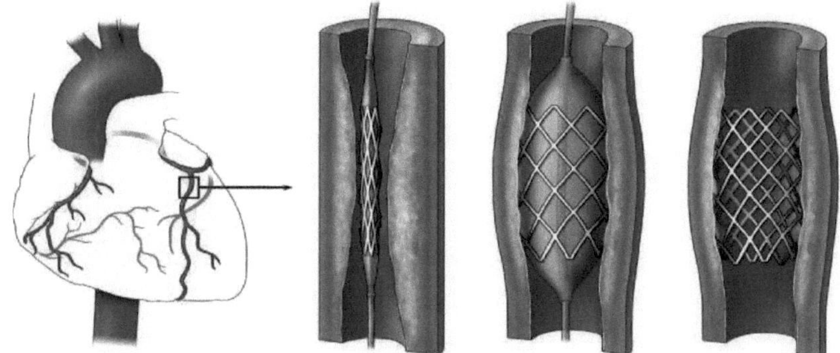

Figura 6: Angioplastia e implantação de stent Fonte: http://heart.uvahealth.com/services/coronary-artery-disease/treatments/coronary-stenting

Endarterectomia: remoção cirúrgica de depósitos de gordura de uma artéria utilizando um cateter especial.

Aterectomia: remoção cirúrgica da placa da artéria utilizando um cateter especial.

Cirurgia de bypass: cirurgia de bypass da artéria coronária (CABG): foi introduzida no final da década de 1960. É geralmente recomendada para a) angina de peito instável, b) episódios recorrentes graves de angina de peito com duração superior a 20 minutos, c) doença coronária aguda (angina de peito grave, envolvimento de múltiplas artérias, d) sinais de isquémia ou estreitamento acentuado do tronco da artéria coronária esquerda e anomalias evidentes do ventrículo esquerdo. Neste procedimento, é normalmente utilizado um vaso de outra parte do corpo ou um tubo de plástico para desviar o sangue de uma artéria bloqueada ou estreitada **(Michaels & Chatterjee, 2002; Myron & Susan, 2007; Orhan et al., 2015).**

d. Medicina alternativa

Alguns alimentos e suplementos de ervas têm propriedades anticoagulantes (por exemplo, ácidos gordos ómega 3, gengibre e alho); outros podem ajudar a reduzir os níveis elevados de colesterol e de açúcar no sangue e a pressão arterial elevada (por exemplo, alcachofra, cevada, soja, nozes, cálcio, cacau, óleo de fígado de bacalhau, coenzima Q10, alho, farelo de aveia, ácidos gordos ómega 3, sitostanol **(Brown, 1996; Myron & Susan, 2007)**. Concentrações elevadas de ácidos gordos ómega 3 (com as suas propriedades hemostáticas) podem provocar hemorragias. Em contrapartida, os ácidos gordos ómega 6 favorecem a coagulação do sangue. Por isso, não se trata de ácidos gordos bons ou maus, mas sim da qualidade e do equilíbrio adequados dos ácidos gordos ómega 3 e ómega 6 no organismo. É de notar que alguns suplementos podem interagir com medicamentos e causar efeitos secundários nocivos **(Ashby, 2002: p. 258; Myron & Susan, 2007)**.

Prevenção da aterosclerose

A prevenção da aterosclerose pode ser abordada através da modificação dos factores de risco da aterosclerose, evitando o consumo de tabaco, mantendo um peso saudável, comendo uma dieta saudável rica em vegetais e frutas, evitando gorduras saturadas e trans, monoinsaturadas (azeite) e polinsaturadas (óleo de girassol, óleo de cártamo, óleo de amendoim, óleo de colza) para cozinhar, consumindo proteínas alimentares provenientes de peixe e de fontes vegetais (soja, feijão, leguminosas), praticando exercício físico regularmente e controlando a tensão arterial elevada **(Myron & Susan, 2007)**.

Aterosclerose nos antigos egípcios

Conhecimentos médicos no Egito antigo

Os papiros médicos egípcios preservaram os conhecimentos e as práticas médicas da antiga civilização egípcia. Estes papiros médicos contêm descrições da anatomia e do funcionamento do corpo humano, dos instrumentos médicos e das várias doenças e respectivos remédios. Além disso, estes papiros médicos mostram claramente que os antigos médicos egípcios eram muito hábeis na anamnese, observação, exame físico, diagnóstico clínico e tratamento de várias doenças.

Embora os antigos médicos egípcios não tivessem um conceito completo do sistema circulatório, descreviam várias doenças do sistema circulatório. No entanto, os conceitos e ideias sobre o sistema cardiovascular e as suas doenças estão contidos nos papiros de Edwin Smith e Ebers **(Saba et. Al., 2006; Aboelsoud, 2010).**

Medicina cardiovascular no Papiro de Edwin Smith

O Papiro de Edwin Smith (~ 4,68 metros de comprimento) data das Dinastias 16-17 (1600 a.C.). Foi descoberto em Tebas em 1862 e adquirido por Edwin Smith, um dos primeiros egiptólogos. Demonstra uma abordagem racional e científica da medicina no Egito antigo e fornece informações importantes sobre os conhecimentos cirúrgicos no Egito antigo. O Papiro de Edwin Smith mostra que os médicos egípcios conheciam uma ligação direta entre o pulso e o coração. Os médicos egípcios antigos contavam com os dedos para reconhecer o trajeto do coração. Acreditavam que existiam vasos (canais) no coração que conduziam a todas as partes do corpo. Sekhmet (1403-1365 a.C.), a deusa da cura no antigo Egito, cujo nome significa força ou poder.

O papiro de Edwin Smith mostra também que os sacerdotes de Sekhmet eram especialistas no domínio da medicina (médicos). Colocavam os dedos no lugar do coração, ou seja, em todos os vasos de todas as partes do corpo. Além disso, os antigos cirurgiões egípcios conheciam o sistema cardíaco e o sistema circulatório e já sabiam que o coração era o centro e a força de bombagem de um sistema de vasos distribuidores. Já estavam conscientes da importância do pulso e provavelmente tinham começado a contar o pulso e a observar a atividade do coração para determinar o estado do doente **(Saba et. Al., 2006; WNI, 2008; http://www.crystalinks.com/egyptmed icine.html).**

Medicina cardiovascular no papiro de Ebers

De entre os papiros médicos existentes, o Papiro de Ebers é o mais completo. [th]Escrito em língua hierática e datado da 18ª dinastia (entre 15531550 a.C. e durante o reinado de Amenhotep III), foi descoberto num túmulo em Tebas em 1862 e adquirido dez anos mais tarde (1872) por Georg Ebers. Mede cerca de 20,23 metros de comprimento e 30 centímetros de altura e é composto por 110 páginas.

o Museu da Universidade de Leipzig; Alemanha. **(Demand, 2000; Saba et. Al., 2006; WNI, 2008; Wann et al., 2014).** Foi editado pelo próprio Ebers em 1875 e publicado como fac-símile. O Papiro de Ebers contém os conceitos e ideias dos médicos egípcios sobre o coração, as doenças cardiovasculares e muitas descrições clínicas, por exemplo, angina de peito e enfarte agudo do miocárdio. Por conseguinte, pode representar uma das primeiras observações documentadas da síndrome da insuficiência cardíaca **(Wann et al., 2014; http://www.crystalinks.com/ Egypt medicine.html).**

Os antigos egípcios acreditavam que o coração era o centro de toda a consciência e conhecimento. Por isso, era o único órgão que não era retirado do corpo durante a mumificação. Reconheciam também uma variedade de vasos ou canais (metu) ligados ao coração que transportavam o sangue, mas não tinham um conceito completo do sistema circulatório. Para além disso, cada médico Sekhmet acreditava que as pulsações periféricas provinham do batimento do coração e, por isso, colocava os dedos na cabeça, nas mãos, na localização do coração, nos braços e nos pés **(Saba et. Al., 2006).**

Os sintomas de angina de peito, enfarte agudo do miocárdio, insuficiência cardíaca congestiva e disfunção cardíaca foram representados no papiro de Ebers, por exemplo, um homem apresenta dores nos braços, no peito e num lado da cárdia devido a uma doença na cárdia; é a morte que o ameaça. "O seu coração está aborrecido"; significa que o seu coração está fraco. O coração está ligado" significa que o coração está na sua posição correta. O coração está fraco" significa que o coração não fala. O seu coração está inundado"; um líquido que sai da boca, significa que as partes do seu corpo estão fracas em geral. Na medicina egípcia antiga, no entanto, não havia provas de patologia cardíaca, com exceção da aterosclerose e das calcificações do sistema vascular encontradas nas múmias. **(Saba et. Al., 2006; John, 2011).**

História dos exames radiológicos das múmias egípcias

th Os estudos radiológicos bem sucedidos de restos mumificados, que tiveram início no século XIX, conduziram à paleoradiologia, que se ocupa do exame de múmias antigas, restos de esqueletos e fósseis, utilizando instrumentos de imagiologia radiológica como os raios X, a TAC e a RMN. As raízes da paleoradiologia remontam ao ano de 1896. Desde então, a radiologia permitiu a aquisição de uma quantidade considerável de dados antropológicos, arqueológicos e médicos **(Cosmacini & Piacentini, 2008; Piombino-Mascali et al., 2015).**

Três meses após a descoberta dos raios X (1895), o exame radiológico de múmias egípcias produziu imagens de excelente qualidade. Estas imagens forneceram informações paleopatológicas e antropológicas muito importantes. A primeira publicação sobre este assunto (1898) foi feita por Sir William Petrie, o "pai da Egiptologia britânica" **(Cosmacini & Piacentini, 2008).** Um breve resumo cronológico de alguns estudos radiológicos importantes efectuados em múmias egípcias antigas pode ser apresentado da seguinte forma: Em 1904, o médico australiano Elliot Smith radiografou a múmia de Tutmosis IV (Múmias de Rroyal do Museu do Cairo).

O primeiro estudo radiológico completo foi efectuado em 1931 e o segundo em 1934 numa múmia real. Em 1964, mais de 100 observações (por exemplo, osteoartrite, fracturas e luxações antes e depois da morte, doenças ósseas, doenças dentárias e calcificações vasculares) foram relatadas em múmias de vários museus. A partir da década de 1960, as múmias egípcias de alguns dos principais museus começaram a ser sistematicamente radiografadas e examinadas. O Rei Tut foi examinado pela primeira vez com raios X em 1968. Ao mesmo tempo, em 1968, uma equipa de investigadores da Universidade de Michigan radiografou todas as múmias guardadas no Museu do Cairo. Mais tarde, no final da década de 1970, e com o desenvolvimento de técnicas de imagem (TAC) que fornecem imagens em 3D de partes do corpo que parecem quase reais, a equipa do Manchester Mummy Project examinou as múmias de forma sistemática e radiológica. Em Toronto (1977), foi efectuado o primeiro estudo de TC de uma múmia egípcia.

[nd]Foi efectuado um estudo de uma múmia da 22ª dinastia (~943 a.C.). A este estudo seguiram-se numerosos estudos pormenorizados de TC em múmias individuais ou grupos de múmias. Em 2006, foi realizado o primeiro estudo de TC com detectores múltiplos (MDCT) numa múmia egípcia real, na múmia do faraó Tutankhamon **(Cosmacini & Piacentini, 2008; John, 2011).**

Descoberta de aterosclerose em múmias egípcias antigas

Os estudos imagiológicos forneceram provas claras da presença de aterosclerose em restos humanos egípcios antigos (há mais de 3500 anos), tanto esqueletos como múmias, plebeus e governantes **(Finch, 2011; Veiga, 2012; Miyamoto et al, 2014; Tina & Joe, 2015).** O estudo das múmias egípcias também fornece provas esmagadoras de ateromas encontrados numa variedade de leitos vasculares. A presença de calcificações vasculares prova que estes achados são genuínos achados ante-mortem e não os causados por agentes de mumificação como o natrão **(David et al., 2010).**

A primeira evidência de aterosclerose em egípcios antigos foi fornecida por Czermak (1852), que examinou a autópsia da múmia de uma mulher egípcia idosa (que foi mantida em Viena). Encontrou placas calcificadas múltiplas e consideravelmente grandes na sua aorta **(Allam et al., 2011; Clarke et al., 2014;**

Wann et al., 2014). A partir de 1898, pouco depois da descoberta dos raios X, os cientistas concentraram as suas investigações nas múmias. O exame radiológico de múmias egípcias revelou paredes arteriais calcificadas, indicando aterosclerose **(John, 2011).**

[th]Em 1909, Shattock demonstrou provas histológicas de aterosclerose aórtica grave, de doença coronária e de fibrose do miocárdio na múmia do faraó Merneptah (19ª Dinastia; há cerca de 3200 anos). Do mesmo modo, a aterosclerose aórtica, as lesões arteriais e as calcificações vasculares foram detectadas em centenas de múmias egípcias, por exemplo, as múmias dos reis Ramsés II, Ramsés III, Sethos I, Ramsés V, Ramsés VI e Amenhotep **(Zimmerman, 1993; David et al., 2010; Grauer, 2012: p.160).** Em 1911, Ruffer (um importante médico britânico) identificou e publicou a primeira prova histológica definitiva de aterosclerose na aorta e noutras grandes artérias a partir de autópsias de múmias egípcias com 3000 anos **(Finch, 2011; Thompson et al., 2014; Wann et al., 2014).** [st]Em 1931, Allen encontrou provas histológicas de aterosclerose coronária na múmia de Lady Teye (21ª dinastia; 1070-945 a.C.) **(Allam et al., 2011).** Em 1990, o Manchester Egyptian Mummy Project realizou um exame histológico de amostras de tecido retiradas de um vaso femoral durante o exame endoscópico de Nesyamun (a múmia de Leeds). Nesyamun era um sacerdote egípcio antigo de meia-idade que morreu há mais de 3000 anos (~1100 a.C.). A sua múmia está na posse do Museu da Cidade de Leeds, no Reino Unido. O estudo mostrou placas ateromatosas bem desenvolvidas **(David et al., 2010).** Em 2009, Allam e colegas utilizaram imagens de TC para visualizar a hidroxiapatite de cálcio (patognomónica da aterosclerose) nas paredes dos vasos; na avaliação da aterosclerose em múmias egípcias antigas. As imagens de TC mostraram aterosclerose definitiva em 31% e aterosclerose provável em 25%. A calcificação estava presente nas mulheres (57%) e nos homens (56%). A múmia mais antiga a quem foi diagnosticada aterosclerose foi Lady Rai, a ama de leite da rainha Amrose Nefertari, que morreu por volta de 1530 a.C., com 30 a 40 anos de idade.

Em 2010, a equipa de estudo de Hórus examinou (com recurso a TAC) a múmia da princesa Ahmose-Meryet-Amon (40-45 anos). [th]É filha do faraó Seqenenre Tao II e da sua mulher, a rainha Ahhotep I (17.ª dinastia; ~1580-1550 a.C.). As imagens de TC mostraram aterosclerose nas artérias coronárias descendentes anteriores direita e esquerda. Este facto faz dela o mais antigo caso conhecido de aterosclerose coronária na história da humanidade (Nota: Antes desta descoberta, o mais antigo caso conhecido de doença coronária era o de Lady Teye

(1000 a.C.) **(Finch, 2011; John, 2011; Clarke et al., 2014).**

Estudos de tomografia computadorizada mostraram que a doença cardíaca e a aterosclerose estavam presentes em cerca de metade dos egípcios enterrados há 3500 anos. Em 2011, o Journal of the American College of Cardiology (JACC) referiu que metade (20/44) das antigas múmias egípcias apresentavam sinais de aterosclerose, com calcificações no coração, na aorta e nos vasos sanguíneos das pernas. Uma incidência semelhante de calcificação (devido à aterosclerose) foi também encontrada em americanos e europeus modernos **(Finch, 2011; John, 2011).**

Allam e colegas (2011) efectuaram exames de TC multislice de corpo inteiro em 52 múmias egípcias antigas do Reino do Meio ao período greco-romano para identificar estruturas cardiovasculares e arteriosclerose. O resultado do seu estudo mostrou que 20/52 tinham aterosclerose definitiva ou provável. Foram encontradas calcificações na aorta, nas coronárias, nas carótidas, nas ilíacas, nas femorais e nas artérias periféricas das pernas (Figs. 7 e 8).

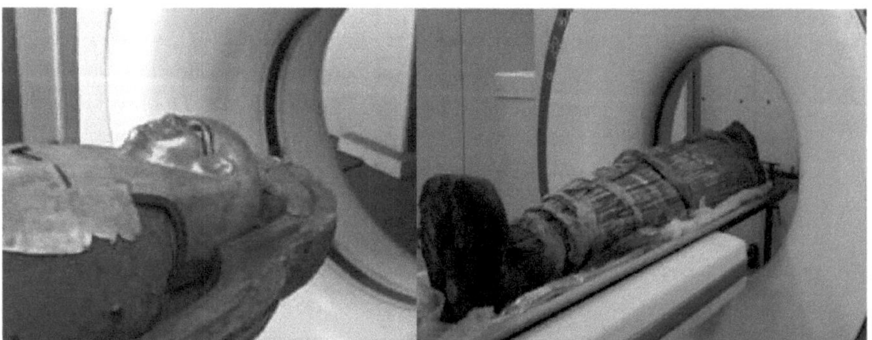

Figura 7: Tomografia computorizada de múmias egípcias antigas para deteção de aterosclerose (Allam et al., 2011).

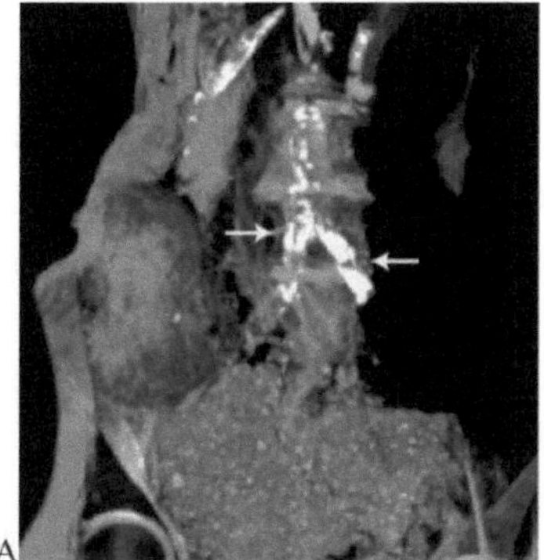

Figura 8. A) TAC coronal (da princesa Ahmose-Meryet-Amon, membro da família real de da 17ª dinastia do Antigo Egito), que apresentava fortes calcificações na bifurcação aórtica e no artérias ilíacas comuns (setas)

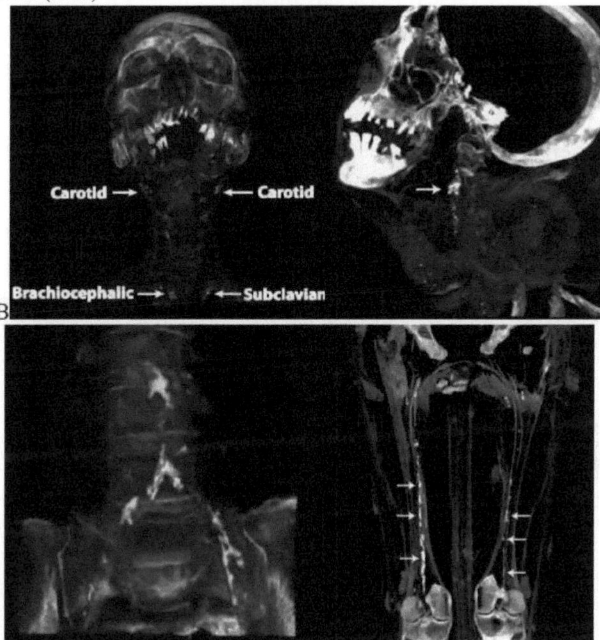

thB) Imagens de TC (da múmia Hatiay (40-50 anos de idade), um escriba da 18ª Dinastia, Novo Reino (1570-1293 AC) do Antigo Egito, mostrando calcificações graves na artéria carótida bilateral, na artéria subclávia bilateral e na artéria braquiocefálica (setas). C) TAC de D) TAC de Hatiay, um escriba da 18ª Dinastia do Antigo Egito. Podem ser observadas calcificações graves nas artérias femorais superficiais (setas). **(Allam et al. 2011; Thompson et al., 2013 & 2014).**

Em 2013, Abdelfattah e colegas examinaram e compararam tomografias computorizadas de múmias egípcias antigas (há mais de 3000 anos) com mulheres egípcias actuais que sofrem de DCV aterosclerótica. Concluíram que a aterosclerose é comum tanto em mulheres como em homens, tanto na antiguidade como na atualidade. Concluíram também que a aterosclerose está ligada tanto à predisposição genética como a factores ambientais, como a alimentação, o exercício físico, a obesidade e a exposição ao fumo e a outras toxinas.

Em 2014, Allam e colegas compararam a presença e a extensão das calcificações vasculares de exames de TC de corpo inteiro de 178 egípcios modernos com exames de TC de 76 múmias egípcias (3100 a.C. - 364 d.C.). Os resultados mostraram calcificações vasculares prováveis/definidas em ~61% dos egípcios modernos versus ~38% nas múmias. Embora a presença e a gravidade (medida pelo número de leitos arteriais afectados) da aterosclerose estivessem fortemente correlacionadas com a idade, tanto nos egípcios antigos como nos modernos, não foram encontradas diferenças significativas na frequência ou gravidade entre os egípcios antigos e modernos; isto apesar de uma diferença temporal de cerca de 2.000-3.500 anos.

Além disso, as infecções crónicas, a inalação de fumo e uma dieta rica em gordura e colesterol podem explicar por que razão as pessoas na antiguidade tinham aterosclerose. No entanto, ao contrário das pessoas de hoje, as mulheres tinham tendência para ter mais aterosclerose, o que se deve ao facto de as mulheres cozinharem em lareiras. A inalação de fumo poderia explicar este paradoxo. [th]Outras descobertas importantes são: a) os pesados depósitos de cálcio coronário encontrados na múmia real da Princesa Ahmose-Meryet-Amon, b) depósitos de cálcio muito pesados nas artérias carótidas e ao longo das artérias femorais superficiais na múmia de Hatiay, um homem egípcio da 18ª dinastia.

Thomas e colegas (2014) obtiveram e compararam exames de TC de corpo inteiro de 138 múmias de 4 culturas antigas: (77 egípcios antigos (1991 a.C.-200 d.C.), 51 peruanos antigos (600-1500 d.C.), 5 "povos Anasazi" do sudoeste americano (1000 d.C.) e 5 "povos Unagan" das Ilhas Aleutas no Alasca (1750 d.C.). Os resultados recentes da TAC são consistentes com vários estudos de autópsias (que remontam a 1852) que mostraram o seguinteAterosclerose nos antigos Egípcios e Peruanos. O estudo encontrou: a) aterosclerose provável/definida em 34,8 % (em 138 múmias): (39% nos antigos egípcios, 25,5% nos antigos peruanos, 40% nos Anasazi e 60% nas múmias Unagan. A aterosclerose foi encontrada na artéria carótida em 12,3 %, na aorta em 20,3 %, nas artérias coronárias em 4,3 %, nas artérias ilíacas e femorais em 19 % e nas extremidades inferiores em 19 %. A idade à morte correlacionou-se positivamente com a presença e a extensão da aterosclerose. Os autores concluíram que a aterosclerose nos antigos egípcios pode ter sido causada por uma dieta rica em gorduras saturadas. As doenças inflamatórias microbianas e parasitárias, a falta de higiene moderna e de agentes antimicrobianos e a exposição crónica ao fumo podem ser factores predisponentes não tradicionais para a aterosclerose. Além disso, a interação entre os genes e o ambiente é a explicação mais provável para a ocorrência da aterosclerose. [th]O caso mais antigo de aterosclerose foi encontrado numa mulher egípcia antiga (12ª dinastia, 1991-1802 a.C.). Para procurar a aterosclerose em humanos pré-industriais, **Thompson e colegas (2015)** examinaram tomografias de corpo inteiro de 220 múmias de seis regiões geográficas diferentes: Egito antigo, Peru antigo, Sudoeste americano, Ilhas Aleutas, nómadas no deserto de Gobi e um europeu da Idade do Bronze. Estas populações abrangem um horizonte temporal de mais de 5000 anos. As principais conclusões deste estudo foram as seguintes: a) a aterosclerose provável ou definitiva foi frequentemente observada em todas as populações geográficas e em todos os leitos vasculares, b) >33% das múmias estudadas tinham aterosclerose definitiva ou provável, c) a idade à morte estava positivamente correlacionada com a aterosclerose e com o número de leitos arteriais afectados.

Aterosclerose em populações antigas não egípcias

A evidência conclusiva de aterosclerose é relatada com relativa frequência em restos humanos mumificados não egípcios de diversos contextos geográficos, ecológicos, cronológicos, culturais e sociais, como o Sudão, o Peru, os "Anasazi" do sudoeste americano, os "Unagan" das Ilhas Aleutas no Alasca, nómadas no deserto de Gobi e um europeu da Idade do Bronze **(David et al, 2010; Thomas et al, 2014; Thompson et al, 2014; Wann & Thomas, 2014; Thompson et al, 2014; Daniel et al, 2015).**

Estudos efectuados por **Thomas e colegas (2014)** e **Thompson e colegas (2014 e 2015)** referem que a aterosclerose foi encontrada em múmias de quatro culturas antigas não egípcias. Estes estudos envolveram múmias naturais em que os mortos foram deixados a secar num deserto ou num ambiente muito frio. Para além disso, os órgãos abdominais foram deixados no corpo e não foram utilizados óleos caros, resinas ou medidas de secagem. Estas múmias eram homens e mulheres comuns do seu tempo. Estes estudos incluíram 51 peruanos (há cerca de 600-2 000 anos), cinco nativos americanos do Utah e do Colorado (há cerca de 1600 anos), um pequeno grupo de mongóis (há cerca de 500 anos) que levavam uma vida nómada primitiva no deserto de Gobi e cinco habitantes das Ilhas Aleutas (há cerca de 150 anos) que subsistiam no Mar de Bering e na sua costa, obtendo os seus alimentos através da caça e da recolha, sem agricultura ou animais domésticos. As principais conclusões destes estudos são: a) estas populações antigas com estilos de vida antigos eram também afectadas pela aterosclerose, b) a surpreendente semelhança na quantidade e distribuição das calcificações ateroscleróticas observadas nos antigos egípcios e nas populações contemporâneas, c) nenhuma das culturas antigas sofria de obesidade significativa, inatividade física, consumo de tabaco ou outros factores de risco "modernos" conhecidos para a aterosclerose.

Antigas múmias sudanesas

No Museu Britânico, **Daniel e colegas (2015)** efectuaram tomografias computorizadas em oito múmias egípcias e sudanesas datadas de 3500 a.C. a 700 d.C. (6 foram embalsamadas artificialmente e 2 foram preservadas naturalmente). Foi criado um modelo 3D pormenorizado de cada múmia. As artérias das múmias foram examinadas para detetar sinais de DCV. Nas duas múmias naturais, as artérias estavam preservadas em todo o corpo, ao passo que nos restos mortais artificialmente mumificados, muitos órgãos e vasos circundantes tinham sido removidos pelos embalsamadores. Os depósitos de placas calcificadas detectados, que presumivelmente são ateromas, foram encontrados em dois dos cadáveres artificialmente mumificados.

Michaela e Charlotte (2015) encontraram estruturas calcificadas associadas aos restos de esqueleto humano de cinco indivíduos (datados entre 1300 e 800 a.C., escavados entre 2009 e 2013) enterrados nos cemitérios da povoação de Amara West, no Sudão. Estas estruturas calcificadas foram recuperadas na zona torácica, na zona abdominal e ao longo do fémur. Com base na morfologia, na localização in situ, na microscopia eletrónica de varrimento e nas radiografias, é provável que sejam identificadas como placas ateroscleróticas calcificadas ou sinais de aterosclerose avançada. Os antecedentes culturais e ecológicos dos habitantes de Amara West, acessíveis através de investigações arqueológicas e paleoecológicas, bem como de uma análise paleopatológica detalhada dos esqueletos, revelam vários factores de risco que estão bem documentados na investigação médica moderna e que teriam favorecido o desenvolvimento de aterosclerose avançada. Estes incluem a exposição à poluição atmosférica, hábitos alimentares, infecções crónicas e doenças dentárias.

Tina e Joe (2015) encontraram um objeto calcificado tubular e alongado (39 mm de comprimento e 2-4 mm de largura) na zona do peito de um homem idoso com 36-45 anos de idade em Al Khiday 2, no Sudão Central. [strd]O esqueleto data do período meroitico tardio (século 1 a.C. - século 3 d.C.). A análise radiológica e o diagnóstico diferencial com base na posição no corpo e no aspeto macroscópico e microscópico geral sugerem que este objeto pode ser um vaso sanguíneo calcificado.

Antigas múmias peruanas

A equipa Horus utilizou a tomografia computorizada para investigar a presença de aterosclerose em 51 múmias peruanas embrulhadas (datadas de cerca de 200 a 1500 d.C.) conservadas no Museo Puruchuco, no Peru. Os resultados mostraram calcificações ateroscleróticas na aorta abdominal e nas artérias ilíacas. Este achado é idêntico ao das múmias egípcias e ao dos pacientes modernos. As calcificações extensas, que ocorrem frequentemente na velhice, são atribuídas à antiga dieta (rica em gordura e colesterol) dos peruanos, que incluía patos, porquinhos-da-índia, peixes, aves, veados ... etc. No entanto, como pouco se sabe sobre a cultura e o estilo de vida dos peruanos, sublinha-se a importância da investigação bioarqueológica nesta parte do mundo. O tabagismo é outro fator de risco para a aterosclerose entre os antigos peruanos. Os antigos peruanos cozinhavam ao ar livre em fogueiras alimentadas por madeira ou estrume de animais. Também foi levantada a hipótese de que os antigos peruanos não consumiam tabaco. Além disso, as pessoas de estatuto mais elevado podem ter levado um estilo de vida que as colocava em maior risco de aterosclerose. **(Sutherland et al., 2014; Thomas et al., 2014; Wann et al., 2015).** Vale a pena notar que as múmias de Tres Ventanas do Peru estão entre as múmias mais antigas existentes e foram datadas como tendo cerca de 8.000-10.000 anos de idade **(Wann et al., 2015).**

Múmias norte-americanas

O estudo Horus incluiu tomografias computorizadas de 10 múmias da América do Norte. [th]Cinco eram de nativos americanos de Pueblo (caçadores-recolectores ou fazendeiros que viveram há cerca de 1000 anos) e cinco de outros povos Unangan (caçadores-recolectores) das Ilhas Aleutas (finais do século XIX). Foram encontradas evidências de aterosclerose avançada em 2/5 dos antepassados dos Pueblo e em 3/5 dos Aleutas. Os aleutas, que eram caçadores-recolectores, alimentavam-se de marisco, como amêijoas, ouriços-do-mar, aves, ovos, peixe e, ocasionalmente, focas, lontras marinhas e baleias. Embora as pessoas destas culturas norte-americanas provavelmente não consumissem uma dieta moderna (aterogénica), podem ter tido uma exposição significativa ao fumo dos fogos de cozinha e de aquecimento. Ambos os grupos de pessoas viviam em casas subterrâneas e cozinhavam dentro de casa. É possível que eles, especialmente as mulheres, inalassem quantidades significativas de fumo. Este fumo de fogo de cozinha, tal como o fumo do tabaco, pode ser aterogénico **(Thomas et al., 2014;**

Thompson et al., 2014).

Outras múmias

Foram encontrados casos raros de aterosclerose em restos humanos antigos, por exemplo, num enterro de uma elite chinesa de cerca de 700 a.C. e em esquimós canadianos entre 400 e 1520 d.C. **(David et al., 2010).** Foram encontradas outras provas de aterosclerose na múmia de Ferrante I, também conhecido como Ferdinando (1431-1494), rei de Nápoles e uma das personalidades mais importantes do Renascimento italiano. Os exames macroscópicos e histológicos revelaram e confirmaram que a artéria carótida comum direita estava distorcida e calcificada devido a aterosclerose grave e tinha uma parede irregular e desnivelada. Além disso **(Gaeta et al., 2013), Piombino-Mascali e colegas (2014)** efectuaram exames de TC de corpo inteiro em sete múmias de um túmulo em Vilnius (capital da Lituânia) para avaliar a aterosclerose. Três das múmias examinadas apresentavam sinais claros de aterosclerose grave. Dados documentais e etnográficos sugerem que o estilo de vida pode ter desempenhado um papel no desenvolvimento da aterosclerose nestes indivíduos. Os factores genéticos podem ter desempenhado um papel no desenvolvimento prematuro da aterosclerose, enquanto os dados históricos e bioantropológicos sugerem que a dieta e o ambiente podem também ter sido cruciais. Os exames de sequenciação de nova geração (NGS) - TC da múmia "Otzi" da Idade do Gelo (3300 a.C.; ca. 5 000 a.C.; ca. 5 000 a.C.) sugerem que o estilo de vida pode ter desempenhado um papel no desenvolvimento da aterosclerose nestes indivíduos. As tomografias computorizadas de sequenciação de nova geração (NGS) da múmia "Otzi" da Idade do Gelo (3300 a.C.; há cerca de 5300 anos) revelaram calcificações graves nas artérias carótidas bilaterais, na aorta distal e na artéria ilíaca direita, o que constitui uma indicação clara de aterosclerose generalizada e aponta para um risco elevado de doença coronária neste homem. Esta descoberta é a mais antiga documentação de aterosclerose em humanos **(Clarke et al., 2014; Zink et al.,**

2015). Além disso, foram descobertos no genoma do Homem de Gelo vários polimorfismos de nucleótido único estreitamente associados a doenças cardiovasculares.

Factores de risco para a aterosclerose em populações antigas

Os factores de risco mais importantes para a aterosclerose em populações idosas incluem Dieta, atividade física, factores genéticos e ambientais. O conhecimento dos factores de risco para a aterosclerose nas populações antigas é incompleto. Além disso, pouco se sabe sobre os diferentes hábitos alimentares dos povos antigos. Papiros e inscrições hieroglíficas nas paredes dos templos e túmulos egípcios indicam que os reis, as elites, os sacerdotes e as suas famílias consumiam regularmente alimentos ricos em gordura e colesterol, como carne de vaca, ovelha, cabra, aves selvagens, pão (enriquecido com gordura, leite e ovos), ganso, alimentos salgados, fruta, legumes, vinho e cerveja. Os gansos mumificados encontrados no túmulo de Hatshepsut também testemunham a dieta rica que ela e outros egípcios reais consumiam. Além disso, o elevado consumo de álcool que era comum na sua dieta aumenta os níveis de triglicéridos. **(David et al, 2010; John, 2011; Veiga, 2012; Thompson et al, 2013 & 2014; Michaela & Charlotte, 2015).**

As doenças mais prevalentes (por exemplo, a aterosclerose) nas populações antigas foram causadas principalmente pela falta de higiene e de medicina moderna, por epidemias e por elevados níveis de infecções crónicas, que podem ter favorecido os aspectos inflamatórios da aterosclerose (por exemplo, artrite reumatoide, tuberculose e infeção por VIH). Nestes doentes, ocorre uma aterosclerose prematura e agressiva. Em 1974, o exame da múmia de Nakht, um adolescente que trabalhava como tecelão (~1200 a.C., Tebas "Luxor" Egito), revelou que estava infetado com quatro parasitas (esquistossomose, triquinose, malária e ténia). Concluiu-se, assim, que as pessoas que viviam ao longo do antigo Nilo devem ter sofrido uma enorme carga de inflamação ao longo da vida. **(Veiga, 2012; Thompson et al, 2013; Thomas et al, 2014; Michaela & Charlotte, 2015).**

O tabaco, que não estava disponível para as culturas antigas, podia corresponder ao fumo do fogo utilizado para cozinhar, aquecer ou defender os insectos, que era comum a todas as culturas. A exposição a este fumo pode ter contribuído para a aterogénese. A tendência para o desenvolvimento da aterosclerose na Antiguidade, em que as mulheres eram mais numerosas do que os homens, pode, por conseguinte, ser explicada pelo papel tradicional das mulheres na confeção dos alimentos no fogo. Estas observações sugerem que a doença é uma componente inerente ao envelhecimento humano e não uma caraterística de uma determinada dieta ou estilo de vida **(Thompson et al., 2013; Thomas et al., 2014).**

Resumo

A aterosclerose é uma doença multifatorial causada principalmente pela deposição de colesterol de lipoproteínas de baixa densidade (LDL-C) nos macrófagos das paredes arteriais, formando placas ateromatosas. A doença começa numa idade jovem, mas são necessárias décadas para que as placas maduras se desenvolvam. A aterosclerose é a causa da maioria das doenças cardiovasculares (DCV). Embora a aterosclerose seja amplamente considerada como uma doença da modernidade (relacionada com os estilos de vida modernos), foi encontrada num grande número de múmias de povos antigos, ou seja, é uma doença simultaneamente antiga e moderna. Afecta tanto as mulheres como os homens. Os factores de risco para a aterosclerose incluem: Idade, sexo, etnia, história familiar, níveis lipídicos, obesidade, diabetes mellitus, doenças inflamatórias, infecções, tabagismo, atividade física, hipertensão arterial, hereditariedade (factores genéticos) e factores de risco ambientais.

Vários procedimentos de imagiologia invasivos e não invasivos atualmente disponíveis permitem a avaliação da aterosclerose desde as fases iniciais até às fases tardias da doença. As técnicas de imagiologia invasivas incluem: angiografia coronária invasiva, ultra-sons intravasculares (IVUS), ultra-sons intravasculares histológicos virtuais (VH-IVUS), tomografia de coerência ótica (OCT) e angioscopia intracoronária. Os procedimentos de imagiologia não invasivos incluem Tomografia computorizada por feixe de electrões (EBCT), angiografia por tomografia computorizada multislice (MSCT), ressonância magnética (MRI) e imagiologia molecular utilizando técnicas nucleares, por exemplo, "SPECT" e "PET".

Foram encontrados achados de aterosclerose na TC em múmias de pessoas de diferentes culturas, épocas e regiões e com diferentes dietas e estilos de vida. As calcificações ateroscleróticas em múmias antigas parecem ser idênticas aos achados de TC em doentes modernos. A presença de aterosclerose em seres humanos pré-modernos (caçadores-recolectores antes da agricultura) levanta a possibilidade de uma predisposição fundamental para a doença. A prevalência da aterosclerose é semelhante nos egípcios modernos e antigos.

O conhecimento dos padrões dos factores de risco dos antigos egípcios, incluindo as doenças associadas, como a diabetes, os níveis anormais de lípidos no sangue e a hipertensão, é incompleto.

Conclusões

- A aterosclerose é uma doença antiga e moderna que afecta tanto as mulheres como os homens e está ligada tanto a uma predisposição genética como a factores ambientais.
- O estudo de pessoas idosas e uma melhor compreensão da interação entre as influências ambientais e genéticas no desenvolvimento da aterosclerose podem conduzir a estratégias de prevenção e tratamento mais eficazes.
- As análises de aDNA (de múmias antigas) permitem compreender melhor o desenvolvimento e a história da aterosclerose.
- No futuro, a integração de múltiplas tecnologias de imagem num único cateter irá provavelmente permitir uma avaliação mais abrangente do sistema vascular coronário.

Recomendações

- Os escavadores devem ter um conhecimento básico do sistema cardiovascular e da morfologia das calcificações e saber onde estas podem ser encontradas nas sepulturas.
- Devem ser desenvolvidas estratégias avançadas de recuperação arqueológica (utilizando ferramentas especiais como peneiras, lupas, etc.) para recuperar placas ateroscleróticas calcificadas em múmias humanas antigas e restos de esqueletos.
- Recomenda-se a realização de mais estudos genéticos e ambientais em seres humanos antigos de diferentes origens geográficas e períodos de tempo para: a) avaliar a prevalência da aterosclerose e dos seus factores de risco em populações antigas e, especialmente, em egípcios antigos. b) obter mais informações sobre possíveis alterações nos factores de risco genéticos nos nossos antepassados. c) comparar diferentes predisposições ambientais e genéticas para o desenvolvimento da aterosclerose entre egípcios antigos e modernos. d) contribuir para uma compreensão mais profunda da interação entre influências ambientais e genéticas no desenvolvimento da aterosclerose.
- Recomenda-se a continuação da investigação multidisciplinar sobre a avaliação da aterosclerose, ou seja, através da combinação da arqueologia, antropologia, paleopatologia e ciências médicas, é possível obter novos conhecimentos sobre a aterosclerose.

Referências

1. **Abdelfattah A, Allam AH, Wann S, Thompson RC, Abdel-Maksoud G, Badr I, Amer HA, el-Din Ael-H, Finch CE, Miyamoto MI, Sutherland L, Sutherland JD, Thomas GS. (2013):** Doença cardiovascular aterosclerótica em mulheres egípcias: 1570 BCE-2011 CE. Int J Cardiol;167(2):570-4.

2. **Aboelsoud NH. (2010):** A medicina herbal no antigo Egito. Jornal de Investigação sobre Plantas Medicinais, 4(2):082-086.

3. **Aldons J. Lusis (2000):** Atherosclerosis: review. Nature 407, 233-241.

4. **Alencar YM, de Carvalho Filho ET, Paschoal SM, Curiati JA, Ping WC, Litvoc J. (2000):** Fatores de risco para aterosclerose em uma população ambulatorial de idosos na cidade de São Paulo. Arq Bras Cardiol;74(3):181-96.

5. **Alie N, Eldib M, Fayad ZA, Mani V. (2015):** Inflamação, Aterosclerose e Doença da Artéria Coronária: PET/CT para a Avaliação da Aterosclerose e Inflamação. Clin Med Insights Cardiol;8(Suppl 3):13-21.

6. **Allam AH, Thompson RC, Wann LS, Miyamoto MI, Nur El-Din Ael-H, El- Maksoud GA, Al-Tohamy Soliman M, Badr I, El-Rahman Amer HA, Sutherland ML, Sutherland JD, Thomas GS. (2011):** Aterosclerose em múmias egípcias antigas: o estudo Horus. JACC Cardiovasc Imaging;4(4):315-27.

7. **Allam AH, Mandour Ali MA, Wann LS, Thompson RC, Sutherland ML, Sutherland JD, Frohlich B, Michalik DE, Zink A, Lombardi GP, Watson L, Cox SL, Finch CE, Miyamoto MI, Sallam SL, Narula J, Thomas GS. (2014);** Aterosclerose em egípcios antigos e modernos: o estudo Horus. Glob Heart;9(2):197-202.

8. **Allam AH, Thompson RC, Wann LS, Miyamoto MI, Thomas GS. (2009):** Avaliação tomográfica computorizada da aterosclerose em múmias egípcias antigas. JAMA.;302(19):2091-4.

9. **Allam AH, Thompson RC, Wann LS, Michael I. Miyamoto, Abd el-Halim Nur el-Din, Gomaa Abd el-Maksoud, Muhammad Al-Tohamy Soliman, Ibrahem Badr, Hany Abd el-Rahman Amer, M.**

Linda Sutherland, James D. Sutherland e Gregory S. Thomas. (2011):

Aterosclerose em múmias egípcias antigas: The Horus study. J Am Coll Cardiol Img; 4(4): 315-327.

10. **Ashby, Muata (2002):** A dieta Kemetic, alimento para o corpo, mente e alma. P. 258, 435. Biblioteca do Congresso Catalogação nos dados de publicação.
11. **Binder M., Roberts C.A. (2014):** Estruturas calcificadas associadas a restos de esqueletos humanos: Possível aterosclerose que afeta a população enterrada em Amara West, Sudão (1300-800 aC). Jornal Internacional de Paleopatologia 6:20-29.
12. **Brown DJ. (1996):** Herbal recipes for better health. Rocklin, CA: Prima Publishing, 97-109.
13. **Charlier P, Wils P, Froment A, Huynh-Charlier I. (2014):** Calcificações arteriais de materiais mumificados: uso de micro-CT scan para diagnóstico diferencial histológico. Forensic Sci Med Pathol;10(3):461-5.
14. **Charlotte A. Roberts (2015):** O impacto do estudo bioarqueológico na compreensão da evolução das doenças cardiovasculares.A 84ª Reunião Anual da Associação Americana de Antropólogos Físicos.
15. **Charo IF, Taub R. (2011):** Terapêutica anti-inflamatória para o tratamento da aterosclerose. Nat Rev Drug Discov;10(5):365-76. revisão.
16. **Clarke EM, Thompson RC, Allam AH, Wann LS, Lombardi GP, Sutherland ML, Sutherland JD, Cox SL, Soliman MA, Abd el-Maksoud G, Badr I, Miyamoto MI, Frohlich B, Nur el-din AH, Stewart AF, Narula J, Zink AR, Finch CE, Michalik DE, Thomas GS. (2014):** A aterosclerose é fundamental para o envelhecimento humano? Lições das múmias antigas. J Cardiol;63(5):329-34.
17. **Corti R., Fuster V. (2011):** Imagiologia da aterosclerose: ressonância magnética. Eur Heart J.;32(14):1709-19b.
18. **Cosmacini P, Piacentini P. (2008):** Notas sobre a história do exame

radiológico de múmias egípcias: dos raios X às novas técnicas de imagem. Radiol Med.;113(5):615-26.

19. **Daniel M. Antoine, Benjamin Moreno, John H. Taylor e Marie Vandenbeusch, (2015):** Visualização 3D de tomografia computadorizada de ateroma em múmias egípcias: Potencial, limitações e a necessidade de uma abordagem mais sistemática. A 84ª Reunião Anual da Associação Americana de Antropólogos Físicos.

20. **David AR, Kershaw A, Heagerty A. (2010):** Aterosclerose e dieta no antigo Egito. Lancet; 375 (9716):718-9.

21. **Davis R C, Hobbs F D R, Lip G Y H (2000):** The ABCs of heart failure: history and epidemiology. BMJ;320:39-42.

22. **Demand, NH (2000):** Medicina no Antigo Egito; Papiros Médicos. O Papiro de Ebers. Asklepion. Recuperado em 4 de setembro de 2008.

23. **Diaz MN, Frei B, Vita JA, Keaney JF Jr (1997):** Antioxidants and atherosclerotic heart disease. N. Engl. J. Med.337(6),408-416.

24. **Einstein AJ, Pascual TN, Mercuri M, Karthikeyan G, Vitola JV, Mahmarian JJ, Better N, Bouyoucef SE, Hee-Seung Bom H, Lele V, Magboo VP, Alexánderson E, Allam AH, Al-Mallah MH, Flotats A, Jerome S, Kaufmann PA, Luxenburg O, Shaw LJ, Underwood SR, Rehani MM, Kashyap R, Paez D, Dondi M; Grupo de Investigadores do INCAPS. (2015):** Práticas actuais de cardiologia nuclear a nível mundial e exposição à radiação: resultados do Estudo Transversal de Protocolos de Cardiologia Nuclear da AIEA de 65 países (INCAPS). Eur Heart J.;36(26):1689-96.

25. **Finch CE. (2011):** A aterosclerose é uma doença antiga: resumo do Simpósio Centenário Ruffer, A Paleocardiologia do Antigo Egito, um relatório de reunião da equipa do Estudo Horus. Exp Gerontol;46(11):843-6.

26. **Gaeta R, Giuffra V, Fornaciari G. (2013):** Aterosclerose na elite do Renascimento: Fernando I Rei de Nápoles (1431-1494). Virchows Arch;462(5):593-5.

27. **Garcia-Garcia HM, Costa MA, Serruys PW. (2010):** Imagiologia da

aterosclerose coronária: ultrassom intravascular. Eur Heart J.;31(20):2456-69.

28. **Grauer, Anne L. (2012):** A Companion to Paleopathology. Blackwell Publishing Ltd.

29. **Hansen T, Wikström J, Johansson LO, Lind L, Ahlström H. (2007):** Prevalência e quantificação da aterosclerose numa população idosa avaliada por angiografia por ressonância magnética de corpo inteiro. Arterioscler Thromb Vasc Biol.;27(3):649-54.

30. **Hansson GK, Libby P, Tabas I. (2015):** Inflamação e vulnerabilidade da placa. J Intern Med.

31. **Hovland A, Jonasson L, Garred P, Yndestad A, Aukrust P, Lappegård KT, Espevik T, Mollnes TE. (2015):** O sistema do complemento e os receptores toll-like como actores integrados na fisiopatologia da aterosclerose. Atherosclerosis.;241(2):480-94.

32. http://heart.uvahealth.com/services/coronary-artery-disease/treatments/coronary - Stenting

33. http://medical.toshiba.com/insight/category/medical-equipment/page/2/

34. http://www.crystalinks.com/egyptmedicine.html

35. http://www.medscape.org/viewarticle/570565_3

36. http://www.medscape.org/viewarticle/570565_3

37. **Ibañez B, Badimon JJ, Garcia MJ. (2009):** Diagnóstico de aterosclerose por imagem. Am J Med;122(1 Suppl):S15-25.

38. **Jason M. Tarkin, Francis R. Joshi & James H. F. Rudd (2014):** Imagem PET da inflamação na aterosclerose. REVISÃO. Nature Reviews Cardiology 11, 443-457.

39. **John McDougall (2011):** O paradoxo da dieta da múmia egípcia. O
McDougall Newsletter; 10(5):1-4.

40. **Karl Poon e Darren Walters (2011):** Indicações para a angiografia coronária, Avanços no diagnóstico da aterosclerose coronária, Prof Suna

Kirac (ed.), ISBN: 978-953-307-286-9

41. **Lees AM, Lees RS, Schoen FJ, Isaacsohn JL, Fischman AJ, McKusick KA, Strauss HW. (1988):** Imagiologia da aterosclerose humana com lipoproteínas de baixa densidade marcadas com 99mTc. Arteriosclerosis;8(5):461-70.

42. **Li J, Li X, Mohar D, Raney A, Jing J, Zhang J, Johnston A, Liang S, Ma T, Shung KK, Mahon S, Brenner M, Narula J, Zhou Q, Patel PM, Chen Z. (2014):** IVUS-OCT integrado para imagens em tempo real da aterosclerose coronária. JACC Cardiovasc Imaging;7(1):101-3.

43. **Libby P, Ridker PM, Hansson GK. (2011):** Progresso e desafios na tradução da biologia da aterosclerose. Nature.;473(7347):317-25. Rezension.

44. **Libby P, Theroux P; (2005):** Pathophysiology of coronary artery disease. Circulation. 28 de junho;111(25):3481-8.

45. **Lo J, Plutzky J. (2012):** The biology of atherosclerosis: general paradigms and distinct pathogenic mechanisms in HIV-infected patients. J Infect Dis;205 Suppl 3:S368-74.

46. **Maddahi J, Mendez R, Mahmarian JJ, Thomas G, Babla H, Bai C, Arram S, Maffetone P, Conwell R. (2009):** Avaliação prospetiva multicêntrica da imagem vertical de perfusão miocárdica SPECT rápida e com gated. J Nucl Cardiol;16(3):351-7.

47. **Maji D, Solomon M, Nguyen A, Pierce RA, Woodard PK, Akers WJ, Achilefu S, Culver JP, Abendschein DR, Shokeen M. (2014):** Imagem não invasiva de lesões ateroscleróticas focais usando tomografia molecular de fluorescência. J Biomed Opt;19(11):110501.

48. **Marcus R. Makowski, Markus Henningsson, Elmar Spuentrup, W. Yong Kim, David Maintz, Warren J. Manning, René M. Botnar. (2013):** Revisões Contemporâneas em Medicina Cardiovascular. Caracterização da Aterosclerose Coronária por Imagem de Ressonância Magnética. Circulation.;128:1244-1255.

49. **Mayerl C, Lukasser M, Sedivy R, Niederegger H, Seiler R, Wick G. (2006):**

com pontos de vista opostos, Carl von Rokitansky e Rudolf Virchow. Virchows Arch.;449(1):96-103.

50. **McGill HC Jr, McMahan CA, Herderick EE, Malcom GT, Tracy RE, Strong JP. (2000):** Development of atherosclerosis in childhood and adolescence. Am J Clin Nutr Nov;72(5 Suppl):1307S-1315S. Revisão.

51. **Michaela Binder e Charlotte A. Roberts (2015):** Estruturas calcificadas como possível evidência de aterosclerose associada a restos de esqueletos humanos de Amara West (1300-800 aC). A 84ª Reunião Anual da Associação Americana de Antropólogos Físicos.

52. **Michaels AD, Chatterjee K. (2002):** Páginas de pacientes cardiológicos. Angioplastia versus cirurgia de bypass para doença arterial coronária. Circulation;106(23):e187- 90.

53. **Miyamoto MI, Djabali K, Gordon LB. (2014):** Aterosclerose em humanos antigos, síndromes de envelhecimento acelerado e envelhecimento normal: a proteína lamin a é um elo comum? Glob Heart;9(2):211-8.

54. **Moran AE, Roth GA, Narula J, Mensah GA. (2014):** Atlas global de doenças cardiovasculares de 1990-2010. Glob Heart;9(1):3-16.

55. **Myron L. Weisfeldt e Susan J. Zieman (2007):** Advances In The Prevention And Treatment Of Cardiovascular Disease" [Avanços na Prevenção e Tratamento de Doenças Cardiovasculares]. Health Affairs, 26(1):25-37.

56. **Niels Lynnerup, Charlotte Roberts e Michaela Binder (2015):** Survival of calcified atheromata in the archaeological record - The effect of taphonomy, excavation and curation strategies on preservation and analysis. th A 84ª Reunião Anual da Associação Americana de Antropólogos Físicos.

57. **Pál Maurovich-Horvat, Maros Ferencik, Szilard Voros, Béla Merkely & Udo Hoffmann (2014):** Avaliação abrangente da placa por

angiografia coronária por TC. Nature Reviews Cardiology 11, 390-402.

58. **Paolo Raggi (2015):** Inflamação e calcificação: a galinha ou o frango? Atherosclerosis, 238:173-174.

59. **Pasterkamp C, Falk E (2000):** A rutura da placa aterosclerótica: uma visão geral. J Clin Basic Cardiol; 3:(2), 81-86.

60. **Peters SA, den Ruijter HM, Bots ML, Moons KG. (2012):** Melhorias na estratificação de risco para a ocorrência de doenças cardiovasculares através da imagiologia da aterosclerose subclínica: uma revisão sistemática. Heart; 98(3):177-84.

61. **Piombino-Mascali D, Jankauskas R, Tamosiunas A, Valancius R, Thompson RC, Panzer S. (2014):** Aterosclerose em restos humanos mumificados de Vilnius, Lituânia (século 18-19 dC): um estudo tomográfico computadorizado. Am J Hum Biol;26(5):676-81.

62. **Piombino-Mascali D, Jankauskas R, Zink AR, Sergio Todesco M, Aufderheide AC, Panzer S. (2015):** Paleoradiologia das múmias de Savoca, Sicília, Itália (séculos 18-19 d.C.). Anat Rec. (Hoboken);298(6):988-1000.

63. **Qin J, Peng C, Zhao B, Ye K, Yuan F, Peng Z, Yang X, Huang L, Jiang M, Zhao Q, Tang G, Lu X. (2014):** Deteção não invasiva de macrófagos em lesões ateroscleróticas por tomografia computadorizada reforçada com nanopartículas de ouro PEGylated. Int J Nanomedicine;9:5575-90.

64. **Quillard T., Libby P. (2012):** Imagem molecular da aterosclerose para melhorar o desenvolvimento diagnóstico e terapêutico. Circ Res;111(2):231-44. revisão.

65. **Rodondi N, Auer R, de Bosset Sulzer V, Ghali WA, Cornuz J. (2012):** Rastreio da aterosclerose por imagiologia não invasiva para prevenção cardiovascular: uma revisão sistemática. J Gen Intern Med;27(2):220-31.

66. **Sacco RL, Roberts JK, Boden-Albala B, Gu Q, Lin IF, Kargman DE, Berglund L, Hauser WA, Shea S, Paik MC. (1997):** Etnia e determinantes da aterosclerose carotídea numa população multiétnica.

The Northern Manhattan Stroke Study. Stroke.;28(5):929-35.

67. **Sandfort V, Lima JA, Bluemke DA. (2015):** Imagem não invasiva da progressão da placa aterosclerótica: status da angiografia por tomografia computadorizada coronariana. Circ Cardiovasc Imaging;8(7):e003316.

68. **Sandle Tim (2013):** Faraós e múmias: Doenças no antigo Egito e abordagens modernas. J Anc Dis Prev Rem 1(4): e110.

69. **Schoenhagen P, Nissen S. (2002):** Compreendendo a doença arterial coronariana: Imagens tomográficas com ultrassom intravascular. Heart;88(1):91-6. Revisão.

70. **Scolari F, Ravani P. (2010):** Doença renal ateroembólica. Lancet. 8;375(9726):1650-60.

71. **Shankar Vallabhajosula e Valentin Fuster, (1997):** Atherosclerosis: imaging techniques and the evolving role of nuclear medicine. J Nucl Med 1997;381786-1796).

72. **Shuchi Bhatt, Anupama Tandon, Sumeet Bhargava (2013):** The role of imaging in subclinical atherosclerosis (O papel da imagiologia na aterosclerose subclínica). JIMSA;26(1):31.

73. **Sutherland ML, Cox SL, Lombardi GP, Watson L, Valladolid CM, Finch CE, Zink A, Frohlich B, Kaplan HS, Michalik DE, Miyamoto MI, Allam AH, Thompson RC, Wann LS, Narula J, Thomas GS, Sutherland JD. (2014):** Artefatos funerários, status social e aterosclerose em antigos feixes de múmias peruanas. Glob Heart;9(2):219-28.

74. **Taylor AJ. (2002):** Atherosclerosis imaging for the detection and monitoring of cardiovascular risk. Am J Cardiol; 90(10C):8L-11L. Revisão

75. **Thomas GS, Voros S, McPherson JA, Lansky AJ, Winn ME, Bateman TM, Elashoff MR, Lieu HD, Johnson AM, Daniels SE, Ladapo JA, Phelps CE, Douglas PS, Rosenberg S. (2013):** Um teste de expressão gênica baseado no sangue para doença arterial coronariana obstrutiva testado em pacientes sintomáticos não diabéticos encaminhados para imagem de perfusão miocárdica o estudo

COMPASS. Circ Cardiovasc Genet;6(2):154-62.

76. **Thomas GS, Wann LS, Allam AH, Thompson RC, Michalik DE, Sutherland ML, Sutherland JD, Lombardi GP, Watson L, Cox SL, Valladolid CM, Abd El-Maksoud G, Al-Tohamy Soliman M, Badr I, el- Halim Nur el-Din A, Clarke EM, Thomas IG, Miyamoto MI, Kaplan HS, Frohlich B, Narula J, Stewart AF, Zink A, Finch CE. (2014):** Why did

    Os idosos têm aterosclerose: da autópsia à tomografia computorizada e às possíveis causas. Glob Heart;9(2):229-37.

77. **Thomas GS, Samuel Wann, Jagat Narula (2014):** What Do Mummies Tell Us About Atherosclerosis? GLOBAL HEART, 9(2): 185-186.

78. **Thompson R C., Adel H. Allam, Guido P. Lombardi, L Samuel Wann, M Linda Sutherland, James D. Sutherland, Albert Zink, Muhammad Al- Tohamy Soliman, Bruno Frohlich, Janet M. Monge, Clide M. Vallodolid, Samantha E. Cox, Gomaa Abd El-Maksoud, Ibrahim Badr, Michael Miyamoto, Abd El-Halim Nured-Din, Luchia Watson, David Michalik, Samantha I. King, Jagat Narula, Caleb E. Finch, Gregory S. Thomas (2015):** Evidência CT de Aterosclerose em Múmias Antigas: O Estudo Horus de 220 Múmias de 5 Continentes. A 84ª Reunião Anual da Associação Americana de Antropólogos Físicos.

79. **Thompson RC, Allam AH, Lombardi GP, Wann LS, Sutherland ML, Sutherland JD, Soliman MA, Frohlich B, Mininberg DT, Monge JM, Vallodolid CM, Cox SL, Abd el-Maksoud G, Badr I, Miyamoto MI, el- Halim Nur el-Din A, Narula J, Finch CE, Thomas GS. (2013):** Aterosclerose ao longo de 4000 anos de história humana: o estudo Horus de quatro populações antigas. Lancet.;381(9873):1211-22.

80. **Thompson RC, Allam AH, Zink A, Wann LS, Lombardi GP, Cox SL, Frohlich B, Sutherland ML, Sutherland JD, Frohlich TC, King SI, Miyamoto MI, Monge JM, Valladolid CM, El-Halim Nur El-Din A, Narula J, Thompson AM, Finch CE, Thomas GS. (2014):** Evidência tomográfica computadorizada de aterosclerose nos restos mumificados de pessoas de todo o mundo. Glob Heart;9(2):187-96.

81. **Tina Jakob e Joe W. Walser (2015):** Diagnóstico diferencial de um objeto calcificado de Meroitic Al Khiday 2, Sudão Central. A 84ª Reunião Anual da Associação Americana de Antropólogos Físicos.

82. **Toth PP (2008):** Subclinical atherosclerosis: what it is, what it means, and what we can do about it Int J Clin Pract;62(8):1246-54.

83. **Van Velzen JE, Schuijf JD, De Graaf FR, Jukema JW, Roos AD, Kroft LJ, Schalij MJ, Reiber JH, Van Der Wall EE, Bax JJ. (2009):** Imagiologia da aterosclerose: técnicas invasivas e não invasivas. Hellenic J Cardiol;50(4):245-63. revisão.

84. **Veiga, P. (2012):** Algumas Patologias Prevalentes no Antigo Egito, Hathor - Estudos de Egiptologia I, Instituto Oriental, Faculdade de Ciências Sociais e Humanas da Universidade Nova de Lisboa, pp. 63-83.

85. **Vitola JV, Shaw LJ, Allam AH, Orellana P, Peix A, Ellmann A, Allman KC, Lee BN, Siritara C, Keng FY, Sambuceti G, Kiess MC, Giubbini R, Bouyoucef SE, He ZX, Thomas GS, Mut F, Dondi M. (2009):** Assessing the need for nuclear cardiology and other advanced cardiac imaging modalities in the developing world. J Nucl Cardiol;16(6):956-61.

86. **Voros S, Rinehart S, Qian Z, Joshi P, Vazquez G, Fischer C, Belur P, Hulten E, Villines TC. (2011):** Imagem da aterosclerose coronária por angiografia coronária por TC: estado atual, correlação com interrogatório intravascular e meta-análise. JACC Cardiovasc Imaging;4(5):537-48.

87. **Wann LS, Lombardi G, Ojeda B, Benfer RA, Rivera R, Finch CE, Thomas GS, Thompson RC (2015)**. As múmias Tres Ventanas do Peru. Anat Rec (Hoboken); 298(6):1026-35.

88. **Wann LS, Thompson RC, Allam AH, Finch CE, Zink A, Frohlich B, Kaplan H, Lombardi GP, Sutherland ML, Sutherland JD, Watson L, Cox SL, Miyamoto MI, Stewart AF, Narula J, Thomas GS. (2014):** Atherosclerosis: a longue durée approach. Glob Heart;9(2):239-44.

89. **Wann S, Thomas GS. (2014):** O que é que as múmias antigas nos podem ensinar sobre a aterosclerose? Trends Cardiovasc Med;24(7):279-84.

90. **WNI-Whonamedit.com. (2008):** Papiro de Ebers. Whonamedit.com. Recuperado de .

91. **Yusuf S, Hawken S, Ounpuu S, Dans T, Avezum A, Lanas F, McQueen M, Budaj A, Pais P, Varigos J, Lisheng L; Investigadores do Estudo INTERHEART (2004):** Impacto dos factores de risco potencialmente modificáveis associados ao enfarte do miocárdio

enfarte do miocárdio em 52 países (o estudo INTERHEART): Estudo de caso-controlo.
Lancet.;364(9438):937-52.

92. **Zimmerman MR. (1993):** The palaeopathology of the cardiovascular system. Tex Heart Inst J.;20(4):252-7.

93. **Zinkl AR, Samuel Wann, Randall C. Thompson, Andreas Keller, Frank Maixner, Adel H. Allam, Caleb E. Finch, Bruno Frohlich, Guido P. Lombardi, M Linda. Sutherland, James D. Sutherland, Lucia Watson, Samantha L. Cox, Michael I. Miyamoto, Jagat Narula, Alexandre F. Stewart, Johannes Krause e Gregory S. (2015):** Thomas. O fundo genético da aterosclerose em múmias antigas. A 84ª Reunião Anual da Associação Americana de Antropólogos Físicos.

94. **Zweifel L, Büni T, Rühli FJ. (2009):** Paleopatologia baseada em evidências: meta-análise de estudos científicos listados no PubMed sobre múmias egípcias antigas. Homo;60(5):405-27.

Índice

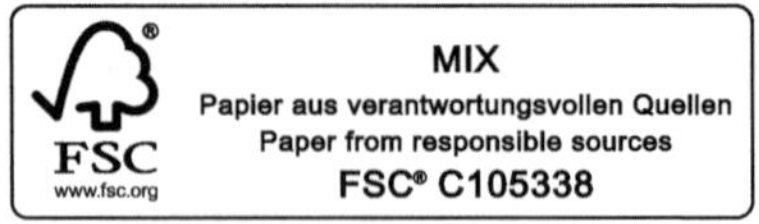

Printed by Books on Demand GmbH, Norderstedt / Germany